Edmond-Pierre MOREL
Docteur en Médecine
de l'Université de Nancy

D'une Forme Particulière

DE

CONJONCTIVITE

d'Origine Animale

IMPRIMERIE LOUIS KREIS

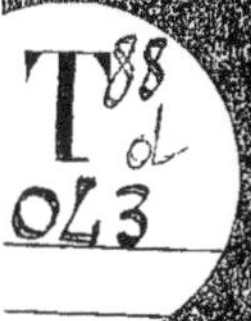

Edmond-Pierre MOREL

Docteur en Médecine

de l'Université de Nancy

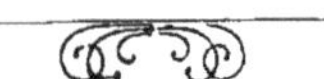

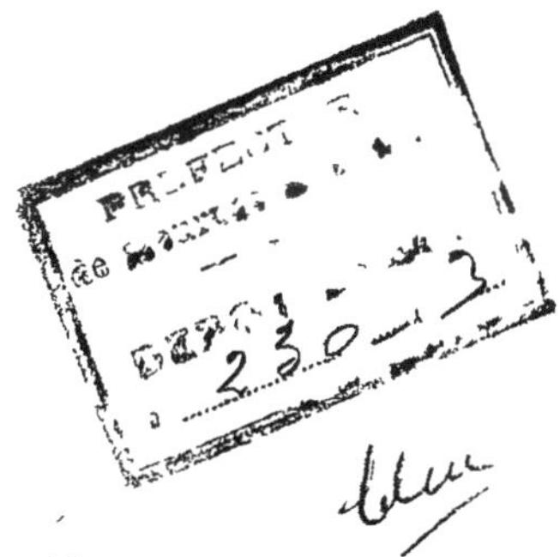

D'une Forme Particulière

DE

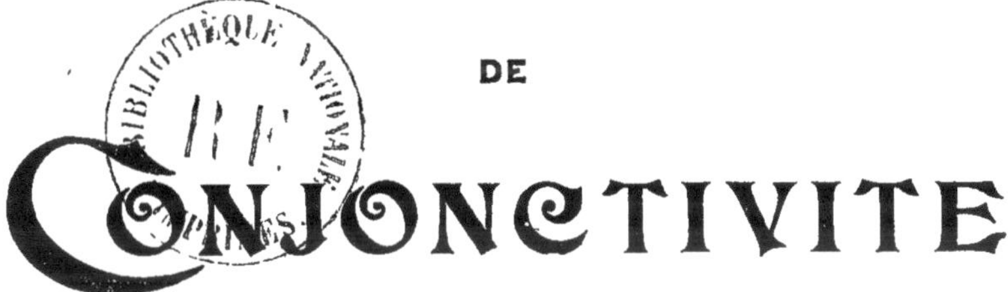

CONJONCTIVITE

d'Origine Animale

NANCY

IMPRIMERIE LOUIS KREIS

Rue Saint-Georges, 51

1903

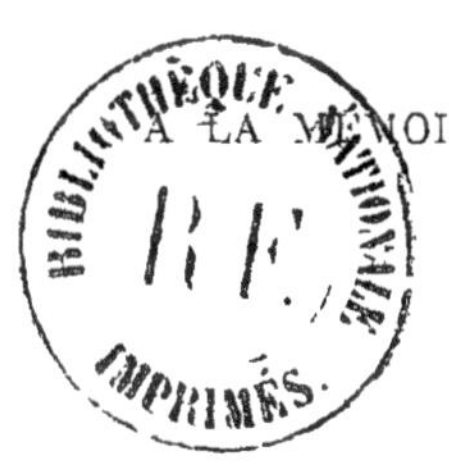

A LA MÉMOIRE VÉNÉRÉE DE MON PÈRE

A MA MÈRE

A MA SŒUR

Hommage de ma reconnaissance

A MA TANTE, A MA GRAND'MÈRE

Témoignage de ma tendre affection

INTRODUCTION

Au mois de novembre 1902, M. le Professeur Rohmer fut appelé à donner ses soins à un jeune malade atteint d'une conjonctivite spéciale, infectieuse, d'origine animale. C'est une affection très peu connue et dont nous n'avons pu trouver dans la littérature médicale que quelques observations, malgré de nombreuses recherches bibliographiques. Sur le conseil de notre Maître, nous en avons fait le sujet de notre thèse inaugurale.

Il est certain que bien des cas s'y rapportant ont du passer inaperçus. Il existe en effet, dans cette affection, un symptôme prédominant, l'engorgement ganglionnaire. Et, à coup sûr, souvent on a du considérer cette adénite comme une manifestation de la scrofule ou du lymphatisme. Et notre but sera en partie atteint, si nous parvenons à appeler l'attention des médecins sur cette affection, destinée certainement un jour à prendre place dans les traités d'oculistique.

Mais, avant d'aborder notre sujet, nous voulons adresser ici un public hommage de sympathie et de reconnaissance à nos Maîtres.

Nous avons fait nos premiers pas dans la carrière médicale en qualité d'externe de M. le Professeur Rohmer, à la clinique ophtalmologique. C'était, pour un débutant, une science bien aride, mais notre Maître fut pour nous d'une grande bonté et d'une telle bienveillance qu'il nous apprit à comprendre et à aimer l'ophtalmologie. Depuis, nous avons continué à fréquenter sa clinique. Avec une verve incomparable, il sait expliquer aux élèves qui l'entourent, les délicates lésions de l'œil et nous avons toujours admiré sa grande habileté opératoire. Il nous fait aujourd'hui l'honneur de présider notre thèse, nous lui en sommes très reconnaissant.

Nous n'oublierons jamais que M. le Professeur Weiss dirigea notre éducation chirurgicale; nous avons eu l'honneur d'être son externe. Nous avons souvent assisté à ses intéressantes cliniques et apprécié sa grande expérience chirurgicale.

Pendant notre externat dans son service, M. le Professeur P. Spillmann a su nous initier à l'art délicat de la médecine, il a su nous apprendre à discuter un diagnostic et appliquer une thérapeutique raisonnée. Nous l'en remercions vivement, et nous souviendrons toujours de notre passage à sa clinique.

Pendant une année, nous avons été l'élève de M. le Professeur Hergott, à la Maternité. Nous nous rappellerons avec plaisir ses leçons pleines d'humour.

Il nous restera de notre séjour comme externe au service des enfants, sous la direction de notre éminent Maître, le Professeur agrégé Haushalter, un éternel souvenir. Il a su nous faire comprendre, avec une patience infinie, la science difficile qu'est la médecine infantile. Nous avons depuis continué à fréquenter ses cliniques qui, quoique facultatives, sont assidûment suivies. Bien des fois, il nous a témoigné de l'intérêt qu'il nous porte et nous serons heureux, s'il veut bien nous conserver sa précieuse amitié.

M. le Professeur agrégé Michel fut pour nous un ami et un maître dévoué. Nous l'en remercions vivement.

Nous témoignons aussi notre reconnaissance à MM. les Professeurs agrégés Etienne et L. Spillmann, qui nous ont maintes fois manifesté leur sympathie.

Merci à notre excellent ami, le Dr Fruhinsholz, chef de clinique à la Maternité, qui, avec une modestie sans égale, a mis à notre service sa science et ses conseils.

Merci aux Drs Bichat, Abt, chefs de clinique, et Thiry, chef du laboratoire des cliniques, de l'amitié et des conseils qu'ils ne nous ont jamais ménagés.

Nous quittons avec un sincère regret nos amis Chamant, Roche, les Drs Clair, Appuhn et Scapula, qui furent longtemps nos compagnons quotidiens, et de qui nous avons pu souvent apprécier l'amitié inébranlable.

———

CHAPITRE Ier

Définition et Division

Sous le titre : *D'une forme particulière de conjonctivite d'origine animale*, nous avons l'intention d'étudier une conjonctivite fort rare, et dont nous essaierons de faire un type bien défini.

Les conjonctivites, que l'on peut de près ou de loin, rattacher à un contage animal, offrent plusieurs variétés.

Ne pourrait-on pas, en effet, faire rentrer sous ce titre les conjonctivites où l'animal est simplement le véhicule d'un produit morbide ? La mouche, par exemple, bien des fois fut incriminée comme cause de contagion. En voici deux exemples :

« La première observation se rapporte à un homme d'un certain âge qui fut atteint d'une violente inflammation de la conjonctive, avec ulcération de la cornée, 24 heures après avoir été piqué par une mouche qui s'était posée sur des immondices. Le malade présente en outre des symptômes généraux d'une certaine gravité, et conserva pendant plusieurs mois un état de faiblesse très accentué.

L'orateur pense dans ce cas que les symptômes, tant locaux que généraux, étaient dus à la pénétration dans l'organisme d'un agent infectieux inoculé par la piqûre de la mouche.

Dans le deuxième cas, il s'agit d'un homme âgé de 20 ans, employé de bureau, sous la paupière supérieure duquel une mouche s'était engagée. Deux jours plus tard, cet homme présentait un œdème considérable de la paupière et l'inflammation ne tardait pas à revêtir un caractère diphtérique. La cornée fut complètement détruite et des symptômes nerveux caractéristiques se développèrent dans la suite chez le malade.

Comme il se produisit plusieurs cas de diphtérie dans le bureau où il travaillait, il paraît probable, ou que la mouche a été le véhicule direct de l'agent pathogène, ou que la piqûre a servi de porte d'entrée à l'infection, dans un milieu diphtérique » (Berry, *Annales d'oculistique*, t. CVIII, p. 429). Nous éliminerons tout pour ne décrire qu'une entité morbide, trouvant comme points de départ : la fréquentation des animaux vivants, le contact des peaux ou de la viande de boucherie.

Dans cette classe même, nous ferons une sélection. Nous diviserons la conjonctivite d'origine animale vraie, en trois types :

1° Type décrit par le Dr Abadie (épidémie de Vaucluse) ;

2° Type décrit par le Dr Bouchet (théorie équine) ;

3° Type décrit par le Dr Parinaud.

Il serait téméraire pourtant, de vouloir faire dans ces trois types, des différences absolues. Ils sont sans conteste d'une même origine. L'un a pour base le contage du porc, l'autre le contage du cheval.

On pourrait même se demander s'il est permis de faire une différence basée sur le contage du porc, du cheval ou de quelqu'autre animal domestique.

Il est évident que ces malades, par leurs occupations, ont été appelés à s'approcher des différents animaux incriminés, constamment voisins dans les étables.

Quoique persuadé que ces différentes maladies ont la même origine animale et que, s'il existe un microbe coupable, il est le même dans les trois classes, nous choisirons pour ce travail le type Parinaud.

C'est le seul où l'on trouve des symptômes bien spéciaux et des signes caractéristiques qui se sont reproduits avec une étonnante facilité dans les diverses observations que nous publions plus loin.

Après avoir fait l'historique de cette affection, nous en rechercherons l'étiologie. Nous décrirons ses symptômes cliniques, la marche de la maladie.

Nous diviserons le chapitre diagnostic en deux parties :

1° Diagnostic avec les conjonctivites animales ;

2° Diagnostic avec différentes affections de la conjonctive.

Après la liste des observations précieuses, parce qu'elles sont peu nombreuses, viendra le chapitre de la bactériologie qui, malgré nos recherches, ne donnera malheureusement pas les explications palpables que nous avions espérées.

Nous terminerons par le pronostic et le traitement.

CHAPITRE II

HISTORIQUE

Le 5 février 1889, à la Société d'Ophtalmologie de Paris, M. le Dr Parinaud fit une intéressante communication sur trois cas d'une affection oculaire, jusque-là sinon inconnue, du moins non décrite. Il avait observé ces différents cas de 1883 à 1888. En 1889, il publia une nouvelle observation.

Il en donna une symptomatologie très détaillée et en fit, pour ainsi dire, un type clinique spécial. Cette conjonctivite lui parut être d'origine animale et présenter des caractères particuliers qui lui donnaient une véritable autonomie morbide.

Frappé de cette communication, M. le Dr Abadie se souvint de certains faits qu'il avait observés lors d'une épidémie, qu'il fut appelé à soigner à Vaucluse, en 1885, avec le professeur Brouardel. En janvier 1889, il avait fait, dans le *Progrès Médical,* une communication à ce sujet : « Cette conjonctivite, écrivait-il, n'était ni la conjonctivite purulente ni la conjonctivite granuleuse : la sécrétion muco-purulente était moins abondante que dans la première, et en retournant les paupières, on ne trouvait pas ces granulations touffues, ces grains de semoule caractéristiques de la seconde ».

Il voulut dès lors identifier cette sorte de conjonctivite à celle décrite par Parinaud. Quoique d'origine animale toutes deux, elles ne sont que sœurs.

Il a d'ailleurs vu, depuis, des cas du type que nous décrirons. Nous en publierons les observations (Abadie, 3 novembre 1889 et 3 décembre 1889).

Dans la discussion qui suivit cette communication, le docteur Galezowski déclara qu'il avait observé, en 1877, une vingtaine de cas de conjonctivite analogue, chez des cochers, des palefreniers, en un mot chez des gens en contact perpétuel avec les animaux. Malheureusement, rien n'a été publié à ce sujet : le fait est d'autant plus regrettable, que la rareté de cette conjonctivite en rend fort précieuses toutes les observations.

M. le professeur Rohmer fit une communication au Congrès de Rome, à ce sujet, en 1894.

Quatre ans auparavant, Sans publia un cas nouveau.

Despagnet, le 3 novembre 1896, présenta une nouvelle observation, selon la description typique.

Enfin, nous publions une observation inédite, due à l'obligeance de M. le Professeur Rohmer.

Le docteur Oger de Spéville en publia deux observations.

Dans toutes les littératures médicales étrangères, nous n'avons trouvé qu'une observation de Kessler (Hollandais), dont nous donnerons le résumé.

CHAPITRE III

Etiologie, Pathogénie

Cette conjonctivite se développe surtout chez les enfants, les adolescents, les adultes ; nous n'en avons pas observé chez le vieillard. Le sexe ne paraît pas avoir d'influence. Il faut, de plus, remarquer que tous les malades étaient plus ou moins atteints de lymphatisme. Nous pouvons donc conclure que les deux grandes conditions étiologiques de la conjonctive infectieuse sont les mêmes que celles que l'on trouve dans beaucoup d'autres affections oculaires : la jeunesse et le lymphatisme.

Il est évident que ces conditions sont simplement prédisposantes ; elles constituent le terrain favorable sur lequel évoluera la conjonctivite, sous l'influence d'un germe pathogène que nous croyons être d'origine animale.

Reste maintenant à montrer si vraiment il y a contage animal et si ce contage animal a bien été la cause de la conjonctivite dont nous nous occupons.

Il est malheureusement impossible d'affirmer des faits qui ne reposent que sur une douzaine d'observations. Ce chiffre n'est pas suffisant pour établir une statistique et les sceptiques pourront toujours dire qu'il n'y a là qu'une simple coïncidence.

Et même, avec une statistique plus imposante, il sera toujours difficile de démontrer l'origine animale, parce qu'il n'existe pas de malades atteints de cette affection, n'ayant pas eu l'occasion de fréquenter des animaux.

Nous répondrons seulement par l'invariabilité des symptômes. En effet, il est rare de constater, en pathologie oculaire, l'apparition des mêmes phénomènes, des mêmes symptômes, sous l'influence d'un contage animal qui semble être toujours le même, puisqu'il produit les mêmes effets dans tous les cas, et que, dans tous les cas, il est amendé par un traitement unique.

Dans toutes nos observations, nous avons pu retrouver nettement le contage animal, et remarquer sa fréquence relative chez les bouchers.

Aussi, M. Parinaud, se basant sur ces faits, a voulu voir là le point de départ de l'agent de contage. (Chapitre sur les recherches bactériologiques.) Cette contagion est évidente ; certaines personnes atteintes s'en sont même douté. Elles ont avoué à M. Parinaud avoir pensé que leur maladie était due à de la viande de boucherie et elles ont souffert en secret, pour qu'on ne fît point d'enquête sur la qualité et la provenance des viandes qu'elles livraient.

Ce garçon de ferme, malade également, s'était bien rendu compte de ce contage animal, et il voulut à tout prix quitter la maison, pour guérir sa lésion oculaire.

Chez ce corroyeur, l'élément pathogène se trouvait dans les poils ou dans les poussières qui, constamment, enflammaient ses yeux et il nous semble qu'il ne doit pas y avoir plus de doute pour ce cas de contagion que pour celui des batteurs de laine qui deviennent malades du charbon, par suite de l'inhalation des poussières chargées de bactéridies charbonneuses.

Nous avons fait une distinction entre notre conjonctivite et celle d'origine équine de Bouchet ; et, pourtant, nous citons l'observation d'un vétérinaire qui aurait reçu dans l'œil un poil d'un cheval qu'il soignait. Il s'en suivit une inflammation de l'œil avec le cortège des symptômes de la conjonctivite animale.

Mais, parce que nous rejetons la théorie équine pour admettre un plus vaste champ de contagion, nous admettons très bien qu'un cheval au même titre que quelqu'autre animal, puisse être incriminé ; nous voulons seulement ne pas en faire l'agent exclusif. Ce cas donc est typique et la contagion est tellement indéniable qu'il est inutile d'insister davantage.

Dans les deux observations dues à l'obligeance

de M. Rohmer, aucun animal spécial n'est incriminé.

On sait seulement que les malades avaient un contact journalier avec les animaux.

Notre petit malade, des environs de Nancy, partageait tous les jours sa couche avec son ami le chat !

En rapprochant l'étiologie de cette observation de celle de Despagnet (Observation V), il est un fait remarquable, digne d'être signalé :

« La chambre de l'enfant, dit le Dr Despagnet, était située immédiatement au-dessus de l'étal d'un boucher. Pendant les derniers jours de septembre, le jeune malade s'était amusé à la campagne avec ses camarades, à rechercher tous les oiseaux morts et à les enterrer. »

Dans notre observation, nous trouvons aussi un enfant ayant eu entre les mains un oiseau mort depuis quelque temps, et qu'il avait déterré.

Deux faits d'étiologie aussi identiques, dans une affection aussi rare étaient tout au moins à signaler.

Ne serait-ce pas là une présomption en faveur d'une contagion par les oiseaux ?

CHAPITRE IV

Symptomatologie

L'affection est presque toujours monoloculaire. Au début tout au moins, un seul œil est atteint. Elle n'est pas transmissible d'homme à homme, et le plus souvent, quand les deux yeux ont été pris, c'est qu'il s'était greffé une autre affection. Ordinairement, la cornée est intacte : nous ne voulons pas en faire, comme d'autres auteurs, un symptôme fondamental, car dans une ou deux observations pourtant typiques, nous avons trouvé des altérations cornéennes.

Pourquoi, en effet, ces végétations charnues, qui sont en continuel frottement avec la cornée ne pourraient-elles pas donner mécaniquement, comme dans la conjonctivite granuleuse, des taies et même des ulcérations cornéennes ?

Le siège d'élection de l'affection semble être la conjonctive supérieure, puisque, dans nos observations, la conjonctivite infectieuse intéressait dix fois cette région et qu'elle s'y est exclusivement localisée six fois.

Le début de la maladie est brusque. Le malade se plaint de légères douleurs dans l'œil ; il a la sensation, soit de corps étrangers, soit de lourdeur de la paupière supérieure, soit de picotements plus ou moins accentués. Quelquefois pourtant, il existe une période prodromique caractérisée par de l'abattement, de l'inappétence, des frissons irréguliers, de la fièvre: Elle peut persister assez longtemps. La température ne dépasse pas 38° à 38 5. Cette période est fugace, intermittente, sans jamais avoir sur le malade un grand retentissement.

Les urines sont normales, le pouls est un peu accéléré, il bat de 100 à 110 fois par minute.

Il y a, au niveau de la caroncule, un chémosis séreux, assez prononcé, et de la conjonctivite catarrhale ; les paupières sont collées le matin.

Puis la paupière supérieure devient le siège d'un gonflement intense, ressemblant beaucoup au gonflement de la conjonctivite blennorhagique.

La paupière inférieure est prise moins souvent.

Toutes deux sont dures au toucher, donnant la sensation de nodosités, qui, comme le dit M. Parinaud, pourraient faire croire à la présence de chalazions. Elles sont peu douloureuses ; on peut retourner la paupière sans déterminer une vive douleur.

Au bout de 5 à 6 jours, apparaît l'engorgement ganglionnaire. Le ganglion préauriculaire du côté de l'œil malade commence à se dessiner sous la peau (on le délimite facilement par la palpation), il est dur et immobile. Les tissus environnants se tuméfient, puis apparaît un léger œdème de la région parotidienne qui donne au malade l'aspect d'un scrofuleux, avec gros ganglions. Dans les cas plus graves, les ganglions de l'aisselle s'enflamment, et aussi ceux de l'aine.

C'est là un symptôme important, car il est fort rare dans les autres affections oculaires...

En retournant la paupière supérieure, on constate dans le cul-de-sac de véritables granulations que M. Parinaud a très bien décrites. Elles sont d'un rouge jaunâtre, semi-transparentes au début, serrées les unes contre les autres ; elles sont taillées à l'emporte-pièce. Le cul-de-sac forme une saillie en chou-fleur. Ce sont de véritables végétations charnues. Elles reposent sur une muqueuse en général peu altérée, mais boursouflée et infiltrée en certains points. A côté de ces grosses granulations, on en trouve de plus petites. Celles-là sont tout à fait jaunes.

Despagnet affirme que ces points jaunâtres sont de petits abcès. Lorsqu'on les perce avec une épingle, il en sort un liquide jaunâtre analogue à du pus.

Nous allons voir dans le chapitre suivant ce que deviennent ces symptômes, durant le cours de la maladie.

CHAPITRE V

Marche. Terminaison

En résumé, on trouve 3 grands symptômes :

1° De la conjonctivite ;

2° Des granulations ;

3° Des adénites.

Au bout de deux ou trois jours, les symptômes de la conjonctivite augmentent : picotements, sensation de corps étrangers, rougeur, écoulement d'un liquide muco-purulent ; dans certains cas même, ces symptômes prennent une remarquable intensité. Puis l'écoulement change un peu de nature ; au lieu d'être franchement muco-purulent, c'est plutôt un larmoiement continu, et si on retourne la paupière, on voit souvent au fond des culs-de-sac, du pus concret. Le malade peut à peine ouvrir l'œil.

Les traitements ordinaires institués ne donnent aucune amélioration. Quoique peu alarmants, ces symptômes peuvent persister longtemps, entretenus par la présence sur la conjonctive de granulations qui, continuellement, irritent la muqueuse et excitent la sécrétion.

Au début, la conjonctive et le cartilage présentent un état tomenteux, puis franchement granuleux. Les granulations sont semi-transparentes, puis plus tard deviennent opaques ; d'abord semblables à des élevures de la conjonctivite bulbaire, elles augmentent de volume et peuvent arriver à la grosseur d'une lentille.

Elles envahissent peu à peu toute la surface du cul-de-sac conjonctival, les cartilages tarses et attaquent rarement la conjonctive bulbaire.

Quelle est leur évolution ? Il est difficile de le dire, car dans aucune observation, on n'en a suivi, jour par jour, les transformations successives. Il est infiniment probable qu'elles coïncident avec le malaise du premier jour.

Au bout de la deuxième semaine, elles changent d'aspect ; elles augmentent en certains points ; on découvre sur la conjonctivite bulbaire entre ces végétations, des granulations jaunes ; quelquefois les végétations empiètent sur le bord de la paupière.

Si elles ne sont point soumises à un traitement, elles sont surmontées bien souvent de petits points purulents, mais sans aucune tendance à l'ulcération. Elles peuvent durer cinq à six mois, mais sans causer de douleur ; et toujours, quand elles ont disparu, elles laissent la conjonctive intacte, sans trace de leur passage. C'est là un caractère spécial qui nous sera d'un grand recours pour le diagnostic.

L'empâtement ganglionnaire débute insidieusement environ 5 ou 6 jours après le début de la maladie. Ordinairement, il commence par le ganglion préauriculaire et, de là, se propage aux ganglions de l'angle de la mâchoire, de l'aisselle, et quelquefois aux ganglions de l'aine. Vers la fin du premier mois, l'empâtement des régions sous-maxillaires, parotidiennes et cervicales disparaît, mais les ganglions restent enflammés : c'est alors que commence la période de suppuration. Cette marche ressemble, à s'y méprendre, à la marche classique des abcès froids et, volontiers, on pense à la tuberculose. Ceci explique pourquoi on a songé à cette dernière, dans bien des cas.

Dans cette affection, on a cru longtemps que le ganglion préauriculaire seul suppurait. C'est le fait le plus fréquent, mais M. le Professeur Rohmer a pu retirer du pus d'un glanglion de l'aine.

Nous venons de donner la marche normale de la maladie. Pourtant, nous devons signaler ici un passage de l'observation III de M. Parinaud :

« L'enfant Charles, âgé de 4 ans, est conduit à ma clinique, le 6 juin 1888. Trois semaines avant, la mère a constaté le développement d'une tuméfaction douloureuse au devant de l'oreille gauche. Ce n'est que huit jours après, qu'elle a remarqué de la tuméfaction des paupières avec rougeur et sécrétion de l'œil.

Dans ce cas, l'infection s'est manifestée d'abord

par l'inflammation du ganglion préauriculaire, et la conjonctivite est survenue 8 jours après. C'est là une marche spéciale, car, en général, l'inflammation de la conjonctive précède celle des ganglions voisins correspondant à l'œil malade. »

Que deviennent les adénites, sous l'influence du traitement ?

Ces collections purulentes ne se produisent que lorsqu'on a laissé l'affection évoluer tranquillement, de même que les végétations de la conjonctive atteignent aussi leur maximum. M. Parinaud prétendait que les ganglions aboutissent toujours à la suppuration. L'observation de Despagnet prouve le contraire. Il est des cas où, même sans traitement, l'empâtement ganglionnaire aboutit à la résolution.

Le début, la marche et l'évolution de la conjonctivite infectieuse sont tels, qu'on pourrait diviser son développement en 3 périodes :

1° Période de début, caractérisée par l'état végétatif de la conjonctive et la tuméfaction du ganglion préauriculaire ;

2° Période d'état pendant laquelle on constate, outre l'aggravation des symptômes précédents, l'engorgement des ganglions cervicaux ;

3° Période de terminaison, période de suppuration.

En somme, la marche de l'affection est celle d'une maladie bénigne, évoluant sans forte fièvre et sans grande gêne ; la terminaison est toujours favorable, plus ou moins précoce, selon qu'on institue ou non un traitement.

CHAPITRE VI

DIAGNOSTIC

Il semble, après l'énoncé des symptômes qui paraissent si nets et si propres à la conjonctivite d'origine animale, que rien ne puisse lui être comparé. Il importe pourtant de la différencier de deux affections de même origine caractérisées par des symptômes différents.

M. Abadie, lors de l'épidémie de Vaucluse, décrivit une conjonctivite, due à une épidémie de rouget, sévissant dans une porcherie voisine d'où s'exhalaient des odeurs fétides.

On sait que le rouget est une maladie microbienne, dans laquelle, au milieu d'un cortège de symptômes fébriles, on voit apparaître, sur la peau et sur les muqueuses, des taches rouges, diffuses, irrégulières, mal délimitées, distribuées d'abord en îlots et finissant par envahir tout le corps.

Il eût été curieux, dans ce cas, d'examiner les portions de la conjonctive de ces animaux, avec les taches rouges, végétantes, qui y étaient développées sous l'influence du rouget.

On aurait pu ainsi se rendre compte si l'affectation oculaire était une manifestation du rouget ou s'il n'y avait, entre les deux, qu'un rapport de cause à effet.

D'autre part, dans cette affection, la contagion a été constante et générale, ce qui est un fait très rare dans la conjonctivite que nous étudions.

En résumé, les symptômes qui pourront nous aider à faire le diagnostic des deux affections, peuvent se ranger ainsi :

Dans le rouget :

1° L'affection fut toujours binoculaire ;

2° Il y a toujours eu perforation ou au moins ulcération de la cornée ;

3° Il n'y a pas eu d'engorgement ganglionnaire, nulle part.

Dans la description de la conjonctivite infectieuse, nous avons toujours trouvé : affection monoculaire, cornée primitivement intacte, engorgement ganglionnaire.

Quant à l'affection décrite par le Dr Galezowski, il semble que ce ne soit pas là, la conjonctivité infectieuse dont nous nous occupons, car, cet auteur parlant des complications de cette affection, dit qu'elle avait déterminé des abcès profonds et des névroses cornéennes.

Quant à la conjonctivite décrite par le docteur Boucher, de Paris, avec une origine équine, à la Société d'Ophtalmologie, nous pouvons la rapprocher plutôt de la conjonctivite purulente ordinaire ; d'ailleurs, il signale aussi des nécroses cornéennes et parle d'affections binoculaires.

Quand la conjonctivite animale a déjà évolué, il semble qu'elle présente des symptômes spéciaux qui empêchent de la confondre avec aucune autre affection de la conjonctive.

Il est rare que ceux qui ont été appelés à soigner ce genre de conjonctivite, aient fait d'emblée le vrai diagnostic. Ils ont d'abord songé à une affection catarrhale ou granuleuse (Parinaud, Rohmer).

Nous en citerons comme exemple, ce passage de la communication faite au Congrès de Rome, par notre Maître, M. le professeur Rohmer :

« Au premier abord, on pense à une conjonctivite granuleuse, mais on ne trouve rien de caractéristique dans le cul-de-sac... Pas de blennorrhagie .. Je rattache la lésion oculaire à l'état général. »

On est tenté de la confondre surtout avec les conjonctivites, blennorrhagique et folliculaire, l'ophtalmie purulente (Abadie), le catarrhe printanier des paupières, la tuberculose (Parinaud) et la syphilis de la conjonctive, la conjonctivite phlycténulaire.

Avec la conjonctivite catarrhale aiguë, l'erreur ne peut être que passagère. Il existe une sensation de picotement, de corps étranger du côté du globe de l'œil. Bientôt, il s'y joint de la douleur et du gonflement. Mais, à la seconde période, période d'état, on ne rencontre jamais l'aspect framboisé des granulations de la conjonctive palpébrale et l'adénophlegmon des régions circonvoisines.

La conjonctivite actinomycosique est toujours grave : elle ne présente jamais des caractères typiques bien nets ; elle produit presque toujours des complications oculaires assez sérieuses.

Enfin, on n'aura qu'à faire l'examen bactériologique qui révèle l'existence de l'actynomycose, quand elle se trouve dans les tissus morbides.

Dans la conjonctivite granuleuse ou trachomateuse, il existe dans la paupière des granulations. C'est leur présence qui permet de s'égarer. Mais on remarque que la conjonctivite granuleuse débute d'une façon insidieuse ; il n'y a pas de phénomènes inflammatoires « L'éveil est donné aux malades, dit de Vecker, par un léger ptosis, ou plutôt, une paresse de la paupière supérieure, et un manque de coaptation de la paupière inférieure, sur le globe oculaire. »

On trouve de plus, dans la conjonctivite granuleuse, en outre des granulations fort semblables à des grains de semoule (Abadie), un signe de complication cornéenne, le pannus granuleux capable d'entraîner l'opacité de la cornée et la perte de la vision. D'ailleurs, ces granulations finissent par s'ulcérer et, lors même qu'elles sont guéries, elles laissent à leur place un tissu cicatriciel, rude et irrégulier. Celui-ci efface par sa rétraction les culs-de-sac conjonctivaux, les cartilages tarses s'atrophient, il se forme de l'entropion, du trichiasis.

Dans la conjonctivite infectieuse, nous trouvons là aussi des granulations, mais ces granulations sont irrégulières, volumineuses, et ressemblent à des excroissances charnues.

Pas de pannus et presque jamais de lésions cornéennes.

Au lieu d'un début insidieux, nous voyons les granulations s'installer rapidement et, cinq ou dix jours après, il y a déjà inflammation des ganglions parotidiens et préauriculaires.

Enfin, la conjonctivite animale bien traitée ne laisse aucune trace cicatricielle et disparaît sans qu'on puisse jamais soupçonner que l'œil fut infecté.

La conjonctivite purulente simple présente des symptômes d'une violente inflammation catarrhale, rougeur, gonflement considérable et sécrétion de muco-pus : un peu plus tard, les paupières ont l'aspect d'un sac, distendu par du pus, qui bombe fortement en avant. Là, pas de granulations, mais un symptôme est commun aux deux affections : c'est l'inflammation fréquente du ganglion préauriculaire.

Mais l'étiologie, les symptômes de la maladie, les nécroses profondes de la cornée avec perforation, feront faire facilement le diagnostic.

Quant à la conjonctivite purulente blennorrhagique, s'il existe le moindre doute, l'examen bactériologique du pus décèlera la présence du gonocoque de Neisser et fera faire le diagnostic.

Le catarrhe printanier des paupières a aussi,

dans son cortège symptomatique, des granulations.

C'est là le seul point commun aux deux affections ; la maladie du catarrhe printanier est caractéristique. Elle est en général d'une longue durée ; elle présente des rémissions dans les saisons froides, et des exacerbations dans les saisons chaudes et humides.

C'est une affection éminemment indolente, qu'il sera facile de distinguer de la conjonctivite animale, maladie principalement inflammatoire.

Deux affections semblent se rapprocher davantage de notre conjonctivite, parce qu'elles offrent plusieurs points communs, qu'il n'a pas toujours été facile de différencier. Ce sont la syphilis et la tuberculose de la conjonctive. Les deux grands symptômes sont l'adénopathie et la tuméfaction de la conjonctive.

La syphilis de la conjonctive est une affection aussi rare que la conjonctivite animale. « En retournant la paupière, on voit une élevure de la muqueuse, d'un rouge framboisé, ayant à peu près le volume d'un petit pois. Au sommet de cette élevure, était une ulcération à bords taillés à pic et dont le fond était blanchâtre et semblable à la couleur du pus. » (Desprès.)

On voit donc une ou deux élevures sous la conjonctive, et, au milieu une ou deux ulcérations taillées à pic. Pas de végétations. L'engorgement ganglionnaire existe souvent, mais est caractéristique. Le ganglion est dur, petit, indolent, roulant sous le doigt...

Dans la conjonctivite animale, au contraire, il est suppuré, douloureux, immobile, et s'accompagne toujours d'empâtement des régions voisines...

Il existera donc un grand élément de diagnostic : c'est la présence et la forme particulière de ces élevures conjonctivales.

Enfin, dans les cas les plus douteux, il restera deux grandes ressources : la recherche de la syphilis antérieure, avouée, ou décelée par la présence d'autres signes caractéristiques et le traitement hydrargirique, qui fera disparaître souvent l'engorgement ganglionnaire, ou qui, du moins, atténuera rapidement les lésions aiguës...

Le diagnostic de la tuberculose conjonctivale est peut-être encore plus délicat. Nous en voulons pour preuve, l'avis de M. Parinaud. Dans une observation, il remarque sur la conjonctive une série de petits points jaunâtres, qu'il prend d'abord pour des tubercules. Mais, après un examen plus approfondi, il reconnaît que les vrais tubercules présentent un tout autre aspect.

A la suite de cela, il en donne une définition.

Les tubercules de la conjonctive s'ulcèrent, ils ont des contours bien nets ; l'ulcération est en général « longue de 6 millimètres, recouverte d'un exsudat fibrineux, laissant à découvert une surface grisâtre, parsemée de quelques points jaunes » (Parinaud, thèse d'Estienne, Lyon, 1888).

Dans les deux affections, il existe des végétations de la conjonctive et de l'adénopathie préauriculaire et cervicale. Mais, dans la tuberculose, ces végétations auront une tendance à s'ulcérer, soit en petit nombre, soit d'une façon générale ; ces ulcérations seront toujours accompagnées d'un petit nodule jaunâtre.

Qu'il s'agisse donc d'une tuberculose confluente ou diffuse, un grand signe de diagnostic sera l'ulcération. D'ailleurs, les ganglions préauriculaires ne s'engorgent que tard, vers le quinzième jour ; dans la conjonctivite animale, ils sont enflammés dans les six premiers.

Enfin, comme dans la syphilis, la recherche d'autres lésions tuberculeuses, pulmonaires, abdominales, cutanées ou autres, mettra le médecin en garde. S'il hésite encore, qu'il examine au microscope des produits de la tuberculose conjonctivale, il y trouvera les bacilles de Koch, ou encore, qu'il injecte dans le péritoine d'un cobaye, réactif par excellence de la tuberculose, des produits de grattage ou d'écoulement de la conjonctive malade, et qu'il le traite ensuite par la tuberculine, le diagnostic sera fait.

Comme le prouvent les observations qui suivent, on a dû faire toutes ces recherches, tellement les allures de la conjonctivite animale ressemblent à celles de la tuberculose.

Mais le microscope et le cobaye ont jugé en dernier ressort, et ont contribué à faire de cette conjonctivite un type bien spécial.

La marche de la maladie permettra aussi de

faire le diagnostic. Les malades atteints de conjonctivite animale ont pu rester longtemps sans guérison, avant qu'on ait pu faire un diagnostic sûr et appliquer un traitement approprié.

Que serait-il arrivé, si c'eût été une lésion tuberculeuse? C'était, localement, la perte de l'œil. et aussi la généralisation tuberculeuse, c'était la tuberculose miliaire, intestinale et cérébrale.

Voilà pourquoi il était intéressant d'insister sur le diagnostic différentiel de ces affections, parce que leur reconnaissance permettra de pallier souvent à des accidents graves.

Deux formes de conjonctivite sont susceptibles encore d'être confondues avec la conjonctivite d'origine animale.

Ce sont les conjonctivites phlycténulaire et diphtéritique

Il existe dans la conjonctivite phlycténulaire des pustules. Il est facile de les différencier des végétations que nous avons décrites. Elles siègent d'abord, toujours sur le globe de l'œil, autour du limbe sclérocornéen et ordinairement suivant le grand diamètre de la fente palpébrale.

L'affection débute par une papule, à laquelle succède une vésicule, qui se rompt et laisse à sa place une ulcération.

Dans la conjonctivite animale, pas d'ulcération. Il existe, il est vrai, un engorgement ganglionnaire. Mais il faut savoir, pour les expliquer, que la conjonctivite phlycténulaire est une des fréquentes manifestations du lymphatisme et que souvent l'engorgement ganglionnaire existait, bien longtemps avant l'apparition de la pustule sur le globe oculaire.

Il n'est pas rare de voir ces malades, porteurs de cicatrices au cou.

D'ailleurs, par la guérison de la lésion locale, l'engorgement ganglionnaire ne disparaît pas, mais ne cède qu'à un traitement général.

Enfin, si malgré tout, il subsiste un doute pour le médecin, qu'il institue le traitement que nous allons proposer.

Basé sur l'antisepsie, il ne sera jamais nuisible à une affection autre que la conjonctivite animale, et comme l'expérience a montré que dans cette maladie, il était presque souverain, le diagnostic sera posé.

OBSERVATIONS

Observation I (M. Parinaud)

Madame M..., 34 ans, se présente à la clinique, le 27 juillet 1883.

L'affection oculaire a débuté six jours avant par de la tuméfaction de la paupière supérieure, accompagnée d'un peu de sécrétion de l'œil ; peu après, s'est développé du gonflement de la joue.

Actuellement, la paupière supérieure de l'œil droit est encore tuméfiée et rouge. Quand on retourne cette paupière, on découvre sur le cartilage tarse une dizaine de granulations groupées ensemble, les unes jaunâtres, les autres plus rouges, demi-transparentes, atteignant le volume de trois grosses têtes d'épingles et proéminent fortement. L'une d'elles porte à sa surface une érosion lisse. Ces végétations, qui n'ont qu'une ressemblance éloignée avec les granulations trachomateuses, sont localisées dans ce foyer qui a environ un centimètre dans sa plus grande étendue. Les autres parties de la conjonctive sont saines. La sécrétion est modérée. La cornée est intacte.

Le ganglion préauriculaire du même côté a le volume d'une amande. Il est douloureux à la pression, les parties avoisinantes sont tuméfiées sans rougeur de la peau. Il y a peu de rétraction du masseter. L'œil gauche est complètement sain.

La malade a toujours eu une bonne santé.

Pas d'antécédents tuberculeux. Le père et la mère sont vivants et bien portants. La malade a eu six grossesses avec trois fausses couches. Pas de syphilis avérée.

Cette malade a dû quitter Paris, je ne l'ai observée que pendant une dizaine de jours, pendant lesquels son état ne s'est pas sensiblement modifié. Je portai sur elle le diagnostic de tubercules de la conjonctive avec un point d'interrogation.

Je revis la malade le 27 novembre, quatre mois après. La lésion conjonctivale avait disparu sans laisser de cicatrices. Le ganglion avait suppuré et s'était ouvert spontanément à la fin de juillet, laissant une cicatrice très appréciable de la peau.

Je reconnais que le diagnostic de tubercules de la conjonctive n'était pas exact et je ne fus éclairé sur la signification de ce fait que par l'observation de la seconde malade. C'est ce qui explique l'absence de renseignement au point de vue de l'infection animale. J'ai seulement appris depuis que Mme M... habitait rue Davy, dans le voisinage d'une boucherie et qu'elle allait souvent à la campagne, aux environs de Melun.

Observation II (M. Parinaud)

Madame B..., 24 ans, bouchère, se présente à ma clinique, le 5 janvier 1884.

La conjonctive de l'œil gauche, dans presque toute son étendue, est le siège d'une sorte d'éruption, caractérisée par des granulations d'un rouge jaunâtre, semi-transparentes : quelques unes sont tout à fait jaunes. Leur volume est très variable. Les unes ressemblent à de petites granulations tuberculeuses, d'autres ressemblent plutôt à des végétations rouges de la conjonctive et atteignent presque le volume d'une lentille. La caroncule très épaisse est recouverte par ces granulations. Il y a là un chémosis séreux assez prononcé et un peu de sécrétion catarrhale ; les paupières sont collées le matin.

La cornée est complètement indemne. Il y a, du même côté, un engorgement ganglionnaire considérable qui s'étend au cou jusqu'au creux sus-claviculaire, avec empâtement de la région et rougeur de la peau. L'affection oculaire est peu douloureuse, mais l'engorgement ganglionnaire occasionne quelques douleurs. La lésion est limitée à l'œil gauche. L'œil droit est absolument sain. Il y a eu quelques frissons suivis de chaleur. Pouls 102. Température 38°.

La malade qui paraît jouir d'une santé florissante n'a aucun antécédent tuberculeux ni syphilitique. L'affection oculaire ne remonte qu'à une dizaine de jours et s'est manifestée par du gonflement des paupières avec un peu de sécrétion. La tuméfaction de la joue s'est développée huit jours après, en même temps que des frissons, un peu de malaise un peu de fièvre (38°).

Traitement. — Cautérisation au nitrate d'argent.

Lavages antiseptiques, quinine à l'intérieur.

Le 12, la teinte jaune des granulations a diminué, elles sont plus rouges. Certaines d'entre elles sont affaissées et remplacées par des érosions superficielles de la conjonctive épaissie. L'engorgement ganglionnaire, par contre, a fait des progrès. Les frissons continuent, se déclarent vers six heures du soir. Pouls 104.

Le 19, même état de la conjonctive. L'empâtement du cou et de la joue a diminué. On explore plus facilement les ganglions, deux d'entre eux sont ramollis, le ganglion préauriculaire et un autre au niveau de l'angle de la mâchoire.

Le 11 février, la malade est restée trois semaines sans se présenter à la clinique. L'état de la conjonctive n'est pas sensiblement modifié. L'empâtement péri-ganglionnaire a presque disparu, mais deux abcès persistent sans réaction inflammatoire, ayant l'aspect d'abcès froids. La malade n'a plus de frissons. Pouls 100. Les végétations de la conjonctive ont disparu. L'affection oculaire a duré trois mois environ. La malade était incomplètement guérie, quand elle a cessé de se présenter à la clinique.

En raison du caractère insolite de cette affection, du développement considérable de la lymphangite et de la profession de la malade, j'étais convaincu qu'il s'agissait d'une infection d'origine animale. Je suis allé revoir cette malade quatre mois après, lorsque ce troisième malade, l'enfant L...., a été conduit à ma clinique, afin de compléter mon enquête sur l'origine de l'affection.

J'appris que les abcès ganglionnaires avaient évolué lentement après la guérison de la conjonctivite. L'un deux s'était ouvert spontanément, l'autre avait été ouvert par un médecin. La malade portait encore les cicatrices cutanées de ces deux abcès. Par contre, les granulations si volumineuses et si abondantes de la conjonctive n'avaient laissé aucune trace sur la conjonctive qui avait son aspect normal.

Au point de vue étiologique, j'appris encore ce fait important que le mari avait eu, en même temps qu'elle, des abcès de la joue, abcès qui avaient été ouverts en même temps, par le Docteur Ruau. J'ai pu me convaincre qu'ils avaient soupçonné eux-mêmes qu'il s'agissait d'une affection transmise par les animaux, et que le mari avait dissimulé sa maladie, par crainte d'une visite des inspecteurs de la boucherie.

Observation III (M. PARINAUD)

Enfant Charles L..... âgé de 4 ans, est conduit à ma clinique le 6 juin 1888.

Trois semaines avant, la mère a constaté le développement d'une tuméfaction douloureuse au devant de l'oreille gauche : ce n'est que huit jours après qu'elle a remarqué de la tuméfaction des paupières avec rougeur et sécrétion de l'œil.

Je constate une tuméfaction assez considérable des paupières et de la région parotidienne gauche avec un peu de rougeur de la peau. Les parties tuméfiées sont dures au toucher. On voit dans l'épaisseur de la paupière inférieure des nodosités semblables à des chalazions. Au milieu de l'empâtement de la région parotidienne, on reconnaît le ganglion préauriculaire très volumineux et ramolli, ainsi que d'autres ganglions engorgés, le long de la branche montante du maxillaire

La conjonctive présente les lésions suivantes, sur presque toute son étendue, c'est-à-dire sur les cartilages, dans les culs-de-sac et sur le globe oculaire il existe des granulations volumineuses, ou mieux, des végétations rougeâtres demi-transparentes, serrées les unes contre les autres. En certains points, sur la conjonctive bulbaire principalement, on découvre entre ces végétations, des granulations jaunes, beaucoup plus petites, formant en quelques endroits, des traînées continues.

Sous la paupière supérieure, quelques végétations présentent à leur surface une facette lisse, mais en aucun point on ne trouve d'ulcération proprement dite. Une de ces végétations empiète sur le bord de la paupière. Il y a de la sécrétion muqueuse avec dépôt fibrineux dans le cul-de-sac inférieur. Les paupières sont collées le matin. La cornée est intacte. L'affection est peu douloureuse. On retourne la paupière supérieure, sans que l'enfant manifeste de la douleur. Le ganglion suppuré est douloureux à la pression.

L'œil droit est sain, il n'a présenté aucune lésion dans tout le cours de la maladie.

L'enfant mange et joue comme d'habitude.

Il paraît avoir cependant, certains jours, un peu de fièvre. Le 8 juin, j'ai trouvé 120 pulsations. La conjonctive a été traitée par des cautérisations au nitrate d'argent, qui ont paru utiles.

Le 11, on extrait du ganglion suppuré, à l'aide de la seringue de Pravaz, un peu de pus qui a été examiné au laboratoire de M. Cornil, par M. Toupet. Les recherches bactériologiques faites avec ce pus n'ont donné aucun résultat.

L'enfant, qui habitait Saint-Denis, a été conduit assez régulièrement à ma clinique. J'ai pu l'observer pendant deux mois environ.

Les cautérisations au nitrate ayant été interrompues, les végétations ont pris un nouveau développement, dans les premiers jours du mois d'août, et les lésions de la conjontive persistaient encore.

Certaines granulations avaient disparu sans laisser de trace sur la conjontive. L'empâtement de la région parotidienne avait beaucoup diminué, mais l'engorgement ganglionnaire persistait. Seul le ganglion préauriculaire présentait de la fluctuation. L'état général était resté bon.

Lorsque cet enfant s'est présenté à ma clinique, j'ai immédiatement reconnu l'affection dont avait été atteinte la femme B., me rappelant qu'elle était bouchère, et j'avais cru à une infection d'origine animale. La mère de l'enfant me dit aussitôt qu'elle habitait une maison située dans une vieille rue de Saint-Denis, et j'ai constaté que la boucherie, ou plutôt le dépôt de viande destiné au marché de la ville, était établi dans une maison à un étage, dans le voisinage de deux dépôts de chiffonniers. Cette particularité peut donner une idée des conditions hygiéniques de cet établissement, et de la qualité des viandes que l'on y débitait.

Observation IV (M. de Kalt)

Mme L..., couturière, âgée de 53 ans, se présente à la clinique ophtamologique des Quinze-Vingts, le 26 novembre 1896. Elle se plaint de souffrir dans l'œil droit. En l'examinant, on constate dans cet œil un catarrhe aigu, très marqué, avec gonflement palpébral intense; la conjonctive est très injectée et il existe du chémosis. La cornée et l'iris sont intacts. Il existe en même temps, du côté droit, un gonflement assez accusé des ganglions préauriculaires et sous rétro-maxillaires. Il n'existe aucune affection, appréciable du moins, dans les voies lacrymales.

La maladie a débuté il y a 15 jours. Tous les soirs, vers 6 heures, la malade est prise de frissons et de fièvre vive.

Cette dame, qui s'était trouvée placée jusque-là dans les meilleures conditions hygiéniques, en dehors également de tout contage animal, soignait un enfant atteint de broncho-pneumonie, quand elle tomba malade. L'œil gauche est normal. M. Kalt prescrit des lavages au permanganate de chaux. Le 30 novembre 1895, on constate une amélioration sensible, dans le catarrhe, grâce aux lavages. Il n'y a plus de sécrétion, mais il persiste une légère tuméfaction de la conjonctive.

Par contre, la tuméfaction ganglionnaire a beaucoup augmenté, on voit de l'empâtement aussi bien du côté du ganglion préauriculaire que des ganglions sous-maxillaires, surtout en arrière.

La malade continue à avoir des frissons et de la fièvre. Elle se plaint en outre de douleurs névralgiques du côté de la joue droite.

En retournant la paupière supérieure, on constate en un point nettement localisé sur la région moyenne du tarse, des fongosités couvrant la conjonctive, et au milieu d'elles, une ulcération polycyclique recouverte d'un léger enduit pseudo-membraneux. Ces végétations, sorte d'hypertrophie de la muqueuse conjonctivale, donnent à l'œil l'aspect qui rappelle un peu la conjonctive granuleuse chronique ou l'hypertrophie qu'engendrent les conjonctivites printanières On en excise un fragment.

La portion de la paupière correspondante présente une induration légère, mais pas comparable à celle du chancre syphilitique. Le 5 décembre, nouvel examen de l'œil. Il n'y a plus de sécrétion : il y a encore un léger gonflement palpébral. On retourne la paupière supérieure, sur la portion moyenne du tarse, on relève la présence de bourgeons charnus, volumineux, végetants. On fait sur le tarse supérieur une nouvelle excision de bourgeons conjonctivaux. Tuméfaction ganglionnaire stationnaire, peu douloureux à la pression : l'œil gauche est toujours sain.

Le 10, amélioration sensible dans l'état de l'œil droit, plus de sécrétion conjonctivale ni de gonflement palpébral.

Les bourgeons charnus eux-mêmes sont en voie de régression, on ne voit pas de granulations grises ; c'est encore l'aspect d'une conjonctivite granuleuse chronique localisée à la portion moyenne du tarse supérieur. Néanmoins, du côté du ganglion préauriculaire, l'empâtement est plus marqué, la douleur à la pression plus vive.

Le 17, ouverture, par incision, du ganglion préauriculaire Extraction de masses ramollies, grisâtres, sans pus véritable. Pansement sec au collodion. Le 21, la plaie n'est pas encore fermée, il ne s'en écoule pas de pus. Enfin, le 12 janvier 1896, la plaie est cicatrisée : la malade est à peu près guérie. Il ne reste plus sur l'œil droit qu un léger épaississement de la muqueuse à la partie moyenne du tarse supérieur. Notons, en terminant, que l'œil gauche est demeuré indemne pendant la durée de la maladie.

L'examen bactériologique a porté sur les fragments excisés ; sur le tarse supérieur, il n'a donné que du streptocoque pur.

Observation V (M. Despagnet).

Le 17 octobre, j'étais consulté pour une jeune enfant de 10 ans qui, depuis quinze jours, présentait une affection qui avait dérouté le médecin fort expert, appelé tout d'abord à lui donner ses soins. L'œil droit s'était enflammé. La conjonctive bulbaire était d'un rouge vineux, mais sécrétait peu. Presque en même temps, tous les ganglions préauriculaires, parotidiens et cervicaux s'étaient engorgés. La peau les recouvrant, les avait rougi et toute leur région était devenue douloureuse.

D'autre part, l'enfant devenu triste, abattu depuis quelque temps, était fiévreux. Malgré les soins donnés, tous ces phénomènes allaient graduellement s'accusant, et l'état de l'œil s'aggravant par dessus tout.

Le médecin jugea prudent de conseiller à la famille de consulter le confrère en oculistique. Ce conseil fit qu'on amena l'enfant, que je trouvai dans l'état suivant.

Paupières de l'œil droit fortement œdématiées et dures au toucher. La peau en est rouge, luisante, tendue. Toutefois, par un effort assez violent, l'enfant soulève la paupière supérieure et entr'ouvre l'œil qui supporte sans peine la lumière. Il n'y a pas de photophobie.

Si des deux mains, on écarte les paupières, on trouve dans le cul-de-sac inférieur une sécrétion muco-purulente peu abondante. Il y a un chémosis séreux. La cornée a son poli, sa transparence. L'iris physiologique réagit normalement à la lumière.

Si la conjonctive bulbaire, fortement injectée, ne présente aucune particularité digne d'être notée, il n'en est pas de même de la muqueuse palpébrale. Celle de la paupière inférieure est turgescente, gonflée et parsemée à sa surface d'un granité folliculaire compact. Quant à la conjonctive supérieure, qu'on met bien à nu par la luxation de la paupière, elle a un caractère tout spécial. Sur la partie tarsienne, on retrouve l'aspect framboisé de la muqueuse inférieure, parsemée de quelques points blanc jaunâtre. Le cul-de-sac forme une volumineuse saillie charnue où l'on constate, non seulement l'aspect framboisé, mais où l'on trouve de véritables excroissances en choufleur. Là, les points blanc jaunâtre sont beaucoup plus nombreux que sur la muqueuse tarsienne. Toute la région parotidienne, sous-maxillaire et cervicale correspondante, présente un aspect spécial : elle est œdématiée, endolorie. Il y a de véritables adénites de tous les ganglions de la région avec empâtement prononcé. L'enfant est abattu. Il a de l'inappétence. Son sommeil est agité et fréquemment interrompu. La fièvre continue.

Traitement. — Pommade à l'iodoforme, et toutes les heures application de gâteaux de coton hydrophile trempés dans une solution saturée d'acide borique, la plus chaude possible.

Matin et soir, prendre un cachet de quinine de 25 centigr. Recouvrir d'ouate toute la partie ganglionnaire empâtée.

Pendant les trois premiers jours, la situation ne se modifia guère, mais après ce temps il me sembla que les paupières étaient moins dures et que l'enfant ouvrait mieux son œil. Je profitai de cette amélioration pour ouvrir avec la pointe d'une aiguille quelques-uns des points blancs jaunâtres qui parsemaient la conjonctive palpébrale, et il s'en écoula un liquide analogue à du pus.

Quand je constatai l'amélioration de l'œil, j'eus l'idée, suivant les conseils donnés par M. Parinaud, de faire sur les muqueuses, des cautérisations avec une solution de nitrate d'argent. Je n'en ai fait que trois, mais après chacune d'elles, il y a eu une aggravation marquée dans l'état de l'œil.

Je me suis donc borné à continuer, sans modification, le traitement antiseptique institué au début et j'ai eu la satisfaction de voir l'œil graduellement marcher vers la guérison, en même temps que tous les phénomènes généraux s'amendaient. Quant aux ganglions engorgés, qui avaient menacé de suppurer, ils ont peu à peu diminué de volume, tandis que s'apaisait la douleur dont ils étaient le siège, et enfin toute trace d engorgement disparaissait à mesure que l'œil arrivait à la guérison.

L'affection a duré deux mois. L'enfant, complètement guéri, a repris sa gaieté turbulente.

La chambre de l'enfant était située immédiatement au-dessus de l'étal d un boucher. Pendant les derniers jours de septembre, le jeune malade s'était amusé à la campagne, avec ses amis, à rechercher dans les bois tous les oiseaux morts et à les enterrer.

Toute observation de ce genre, n'offrant de réelle valeur que si elle est complétée par un examen bactériologique, j'envoyai à l'examen des produits de la sécrétion de cet œil. Quand j'en réclamai le résultat, j'appris que le tube qui contenait les produits à examiner avait été brisé par mégarde, de sorte que mon observation restera incomplète sur ce point.

Observation VI (M. Abadie)

Mlle G..., 17 ans. — Pas d'antécédents héréditaires.

Le 3 novembre 1889, l'œil droit est devenu rouge. Deux jours après, les ganglions préauriculaires, rétro-maxillaires parotidiens du côté droit, étaient déjà indurés.

L'empâtement était considérable dans cette région, dit la malade. Souffrances à peu près nulles.

Le 20, formation d'un abcès au niveau du ganglion préauriculaire. Cet abcès est ouvert par un médecin, qui ne se préoccupe point de l'état de la paupière.

Le 3 janvier 1890, c'est-à-dire deux mois après le début de l'affection, la malade vient à ma clinique. On constate une tuméfaction considérable de la paupière supérieure, au niveau de l angle externe de l'œil. Fistule purulente dans la région auriculaire. Tumeurs ganglionnaires, grosses comme le poing. dans les régions rétro-maxillaire et cervicale supérieure. La fluctuation de cette masse est très nette.

En retournant la paupière supérieure, on remarque un état tomenteux de toute la conjonctive. Il y a des élevures en boutonnières, en grand nombre. Ces granulations sont irrégulières. rouges. Certaines sont surmontées de petits points jaunes. Les sillons qui les séparent sont bien dessinés. Conjonctive bulbaire et cornée intactes. La malade a été immédiatement mise aux frictions à l'onguent napolitain. On a employé le sublimé et l'iodoforme.

Le 10 janvier, fait des cautérisations au galvano-cautère.

Le 20, cautérisations nouvelles. Les végétations conjonctivales sont mieux accentuées. Les jours suivants, on remarque une légère diminution des ganglions indurés.

Le 29, la malade est soumise à des examens bactériologiques dans le laboratoire de M. Straus. Ces résultats bactériologiques sont négatifs.

Le 15 février, la conjonctive palpébrale, sous l'influence de l'iodoforme, qui a seul été continué, est presque guérie : il ne reste plus que sept ou huit végétations en voie de régression. Les ganglions sont toujours malades et nécessitent, bien que la malade n'accuse aucune douleur, des soins d'ordre chirurgical. La malade ne se présente plus à la clinique.

On la revoit le 22 juin 1890. Elle apprend qu'elle a eu un érysipèle à la face. La conjonctivite est guérie.

Observation VII (M. Parinaud)

Mlle Marthe A... se présente à la clinique le 29 septembre 1896. Fille fortement constituée, sans antécédents tuberculeux.

Il y a 15 ou 20 jours, elle remarqua que son œil droit était injecté de sang avec sécrétion modérée, sans douleur ; en même temps, il y avait tuméfaction préauriculaire du côté droit. La malade a été cautérisée deux fois au sulfate de cuivre par le docteur Coudère, d'Alençon.

Deux jours avant le début de sa maladie, elle avait eu de la fièvre et quelques légers frissons.

En retournant la paupière supérieure, on remarque à la partie interne du cartilage tarse, un foyer de grosses granulations, rouges, demi-transparentes. Ces granulations empiètent sur le cartilage et se prolongent dans presque tout le cul-de-sac supérieur.

A la paupière inférieure, au niveau de la partie intense du cartilage tarse, il existe trois grosses granulations moins volumineuses, développées dans le cul-de-sac.

Conjonctivite bulbaire notablement injectée. Peu de sécrétion. Pas de dépôts fibrineux dans le cul-de-sac inférieur.

Tuméfaction notable de la région parotidienne. Sans rougeur de la peau, au niveau de laquelle on sent le ganglion préauriculaire qui atteint le volume d'une amande : consistance qui donne idée de fluctuation. Peu de douleur par la pression : il existe un autre ganglion au niveau de l'angle maxillaire, mais moins volumineux.

Traitement. — Collyre à l'oxycyanure au millième, pommade à l'iodoforme et compresses chaudes toutes les heures sur les paupières.

Le 14 octobre, le ganglion préauriculaire a considérablement diminué de volume et n'a plus que les dimensions d'une petite noisette.

Pas de fluctuation. Du côté de la conjonctive, les granulations ont beaucoup diminué. On ne sent plus le ganglion sous-maxillaire. Plus de sécrétion.

Le 30, les granulations n'existent plus. Le ganglion a complètement disparu, la malade est guérie.

La malade habite une ferme, et se trouve constamment en contact avec beaucoup d'animaux.

L'examen bactériologique de la sécrétion n'a révélé l'existence d'aucun micro-organisme.

Monsieur Morax a fait l'examen microscopique de la sécrétion muco-purulente : il a trouvé de petites leucocytes et des cellules épithéliales disséminées en petit nombre. Pas de micro-organisme.

Il a fait la culture de cette sécrétion ; il a eu quelques colonies de bacilles en massue, de saphrophyte habituel de la conjonctive. Il n'a pas pu arriver à faire la culture d'un fragment de la conjonctive sur les milieux ordinaires (gélose. bouillon, gélatine), ni sur les milieux additionnés de sérum humain.

Il a inoculé un fragment de conjonctive dans la chambre antérieure d'un œil de lapin ; la résorption s'est produite en 10 jours sans déterminer aucun phénomène réactionnel.

Il a fait l'examen histologique de l'œil, il a trouvé de l'infiltration diffuse produite par des leucocytes, mais pas de trace de micro-organisme dans les coupes.

En somme, toutes ces recherches bactériologiques n'ont rien donné.

Observation VIII (M. Boucher).

M. Gu..., 25 ans, vétérinaire à N... (Eure).

Pas d'antécédents héréditaires.

Comme antécédents personnels, nous trouvons une pneumonie à 12 ans, la fièvre typhoïde à 20 ans, et chaque hiver, depuis cinq ou six ans, de légères douleurs rhumatoïdes dans les genoux. Pas de syphilis.

Le 24 décembre 1889, pendant qu'il tondait l'extrémité supérieure de la jambe d'un cheval malade, quelque chose, un poil sans doute, lui a sauté dans l'œil droit. Il a nettement éprouvé aussitôt la sensation d'un corps étranger.

Le 26 décembre, la paupière supérieure était tuméfiée ; la conjonctive bulbaire très rouge, la cornée intacte. Un médecin consulté, ordonne des lotions boriquées.

Le 27, l'état empire, impossibilité absolue d'ouvrir l'œil. Légères douleurs péri-orbitaires. Nouvelle consultation, même traitement.

Le 29, le Dr Maunoury, de Chartres, institue le traitement au sulfate de cuivre ; pas d'amélioration. On remarque déjà à ce moment l'empâtement de la région parotidienne et l'engorgement du ganglion préauriculaire.

Le 30, le malade arrive à la clinique du Dr Abadie.

On constate une tuméfaction assez considérable de la paupière supérieure, qui est un peu dure au toucher. La région préauriculaire est rouge, le ganglion est induré. Le malade n'accuse pas de fièvre. L'état général est bon.

En retournant la paupière supérieure, on aperçoit, occupant toute la conjonctive de cette région, des élevures irrégulières, rouges, ressemblant un peu à des granulations. La conjonctive bulbaire est un peu injectée ; et sur la cornée, on voit des petits points d'infiltration, disposés en demi-cercles, à deux endroits différents.

Traitement. — Antiseptie locale, rigoureuse, avec l'iodoforme et le sublimé ; sacrification des granulations. Frictions locales avec la lanoline hydrargyrique sur la cornée, la conjonctive et les ganglions : ce traitement est continué dix jours, au bout desquels le malade se représente à la clinique, absolument guéri, quant à sa conjonctive et à ses ganglions.

Il reste encore sur la cornée quelques points d'infiltration, qui donnent de la photophobie, mais qui ne tardent pas à guérir avec l'iodoforme seul.

Quatre mois après, le 13 mai 1889, le malade, qui est très lymphatique, a eu dans l'œil droit, précédemment atteint, une kératite pustuleuse qui a cédé aux moyens ordinaires.

Observation IX (M. de SPÉVILLE)

Mlle Lucie C..., 16 ans, se présente à la clinique du Dr Abadie, le 16 octobre 1891. Deux mois auparavant, cette malade, qui habite la campagne, était venue à Paris, et peu de jours après son arrivée, elle commença à se plaindre d'une tuméfaction de la région préauriculaire du côté droit, qui fut bientôt suivie de l'inflammation de l'œil droit. La conjonctivite commença à sécréter un liquide épais, à la fois jaunâtre et rougeâtre, puis survint du gonflement de la paupière supérieure. Un médecin consulté à ce moment, prescrivit des frictions quotidiennes avec un crayon de sulfate de cuivre. Aucune amélioration ne s'étant produite dans son état, la malade vint consulter M. Abadie. A ce moment, on remarque une tuméfaction assez considérable de la région parotidienne droite, avec légère rougeur de la peau ; pas de douleur, même à la pression.

La paupière supérieure est légèrement tuméfiée ; en la retournant, on constate que la conjonctive est d'un rouge vif, épaisse, infiltrée, d'un aspect tomenteux. La sécrétion est peu abondante ; devant cet état tout particulier de la conjonctive, qui ne rappelait en rien celui des autres formes de conjonctives, le diagnostic restait en suspens. On fit alors une enquête et on apprit qu'il y a un an environ, un charcutier vint s'établir au rez-de-chaussée de la maison qu'habite la malade, dont l'appartement était situé immédiatement au-dessus. Ce fait, ajouté à l'aspect que présentait cette affection, fit poser le diagnostic de conjonctivite infectieuse.

Traitement. — On chloroformise, le 16 octobre, la malade et M. Abadie pratique des scarifications profondes de la conjonctive, combinées au brossage. On incise en même temps les ganglions tuméfiés ; il en sort une matière caséeuse, assez dense, ressemblant à du fromage. Curettage des ganglions, lavage au sublimé au 2000e. La guérison fut complète au bout de deux mois. La suppuration ganglionnaire a été très tenace. Il a fallu trois curettages.

Nous avons fini par perdre de vue la malade, mais il ne restait plus qu'un léger suintement par une petite fistule.

Observation X (M. DE SPÉVILLE)

Mme D..., 39 ans, vient à la consultation du Dr Abadie, le 15 novembre 1891, pendant l'épidémie d'influenza. Depuis une huitaine de jours, son œil droit est collé le matin. Elle le lave à l'eau boriquée et s'en préoccupe peu. Il y a deux jours, elle va se promener dans son jardin et reste assez longtemps auprès d'un tas de fumier que l'on vient de remuer. Le soir même, l'œil droit rougit, devient douloureux, impressionnable à la lumière. Il se forme une sécrétion sanguinolente et jaunâtre, épaisse, qui tache le linge et lui donne la raideur de l'empois.

La paupière supérieure est à peine tuméfiée. En la renversant, on trouve la conjonctive rouge, très tomenteuse. La cornée est très légèrement infiltrée. Photophobie intense. La parotide et la glande sous-maxillaire sont gonflées et indurées. En présence de ces lésions, le diagnostic reste en suspens, mais on soupçonne un état infectieux de la conjonctive.

Application immédiate de 6 sangsues à la tempe ; lavages fréquents au sublimé au 2000e ; frictions locales avec l'onguent napolitain ; 2 grammes de salicylate de soude, la malade étant rhumatisante. Le lendemain, cautérisation matin et soir avec une solution de nitrate d'argent au 100e.

Le surlendemain, pas d'amélioration : sécrétion plus abondante.

En retournant plus complètement la paupière, on remarque à un centimètre environ de l'angle interne, très profondément en arrière du cartilage tarse, un bourgeon irrégulier, violacé, très saillant, de la grosseur d'un petit pois. La conjonctive tant bulbaire que palpébrale est très œdématiée ; la cornée présente une infiltration grisâtre. Sans tarder, on chloroformise la malade et M. Abadie pratique des scarifications profondes avec brossage énergique de la conjonctive au sublimé au 500e, et cherche à détruire cette masse bourgeonnante avec le galvano-cautère.

Les jours suivants, lavages fréquents au sublimé au 2000e ; attouchements, avec le jus de citron, de la conjonctive qui avait pris l'aspect diphthéroïde.

L'état de la conjonctive va en s'améliorant, tandis que l'infiltration cornéenne augmente à un tel point, que cette membrane ne présente bientôt plus que l'aspect d'un magma purulent. Cautérisations répétées au galvanocautère dans cette pulpe grisâtre qui représentait la cornée. Enfin, au bout d'une quinzaine de jours, le processus semble rester stationnaire, pour marcher bientôt vers la guérison, qui s'achève après trois semaines environ.

La cornée se restaure, mais reste leucomateuse dans la plus grande partie de son étendue. M. Abadie prescrit contre le leucome, des douches de vapeur et des insufflations de poudre de calomel. Nous revoyons la malade de loin en loin. Aujourd'hui le leucomome est si léger que la lecture du n° 9 du livre de de Wecker est possible. La malade a présenté 9 mois après le brossage et la cautérisation, un léger entropion, dont on s'est rendu facilement maître.

Observation XI (M. Rohmer. — Congrès de Rome)

Un individu âgé de 25 ans, entre à l'hôpital, avec tous les symptômes d'une forte conjonctivite datant déjà de 6 mois, avec photophobie, larmoiement, injection et tuméfaction des conjonctives, pannus plus développé sur l'œil droit que sur l'œil gauche De ce côté aussi, la cornée est notée plus transparente au centre que sur le congénère, sur lequel une forte opacité couvre presque toute la membrane cornéenne.

Au premier abord, on pense à une conjonctivite granuleuse. Mais on ne trouve rien de caractéristique dans le cul-de-sac ; pas de blennorrhagie.

Le malade porte aux deux côtés du cou et aux aisselles, de forts paquets ganglionnaires dont l'existence remonte à 1 an ou 18 mois. Je rattache la lésion oculaire à l'état général (l'examen du sang cependant ne révèle pas d'accroissement des globules blancs) et j'administre un traitement général arsenical, ainsi que l'huile de foie de morue, etc.

Il va sans dire que le traitement a été dans ce cas ce qu'il pouvait être et qu'on employa localement, pendant trois à quatre mois, les caustiques, les antiseptiques sous toutes les formes, mais sans aucun résultat, ni du côté des conjonctives, ni du côté des cornées.

C'est alors qu'après la lecture du travail d'Abadie, je pensai à une conjonctivite infectieuse d'origine animale. Interrogé sur ses antécédents, le malade répondit qu'il avait exercé depuis de longues années, le métier de garçon de ferme et qu'il était chargé exclusivement du soin des bêtes, métier qu'il n'a abandonné que contraint par son affection oculaire.

Je fis un examen bactériologique des produits de sécrétion des conjonctives, et ne trouvai que des streptocoques sans caractères particuliers : en même temps j'extirpai un paquet ganglionnaire très développé au côté gauche du cou.

L'un de ces ganglions, soumis à son tour à l'examen bactériologique, donna exactement, comme les conjonctives, des streptocoques. C'est alors qu'ayant échoué avec tous les traitements, je me décidai à intervenir chez mon malade, à l'exemple d'Abadie, comme pour les granulations ; je fis des scarifications, du raclage, puis un brossage très intense sur les conjonctives des deux yeux.

Pendant quelque temps, la lésion sembla s'améliorer en ce sens que la sécrétion devint moins abondante, la conjonctive moins épaisse et injectée et la photophobie un peu moindre : malgré cela, le mal ne s'arrêta pas complètement ; j'employai ensuite le sulfate de cuivre, le pétrole ; bref, tous les moyens recommandés dans ces derniers temps, contre les granulations ; rien n'y fit ; les cornées restèrent opaques, malgré l'incision du pannus, des vaporisations, etc. ; finalement, le malade quitte l'hôpital, incomplètement guéri.

Observation XII (M. Abadie)

Mme V..., 22 ans, vient à ma clinique le 3 décembre 1889. Je remarque une tuméfaction considérable de la paupière supérieure de l'œil droit, avec écoulement muco-purulent. Le ganglion préauriculaire est tuméfié et un peu douloureux. Les ganglions sous-maxillaires et cervicaux sont indurés. Toutes ces régions sont empâtées. La malade éprouve quelques symptômes fébriles sans grande importance. La cornée est intacte, légère injection de la conjonctive oculaire.

La conjonctive palpébrale de la paupière supérieure présente de grosses granulations entremêlées de petites granulations jaunâtres. La conjonctive bulbaire est œdématiée. La malade jouit d'une bonne santé, a eu la variole à 2 ans, et la fièvre typhoïde à 14 ans.

Antécédents héréditaires : Père et mère en bonne santé : a un frère et une sœur en bonne santé.

Pas de tuberculose ni de syphilis avérée.

Le 20 novembre 1889, la paupière supérieure de l'œil droit s'est énormément gonflée, écoulement muco-purulent, douleur de tête, malaise, mouvement fébrile.

Le 21, M. de Wecker incise les végétations charnues de la conjonctive, pas d'amélioration. Le 27, le ganglion préauriculaire devient dur et toute cette région est enflammée.

Le 29, la malade consulte le docteur Hertsmann, qui ordonne des cautérisations au sulfate de cuivre.

Les phénomènes s'aggravent, la malade vient nous consulter le 3 décembre 1889.

Traitement. — Antiseptie locale de la conjonctive, avec sublimé et iodoforme : sur les ganglions, on institue des badigeonnages à l'onguent napolitain. Ce traitement est continué huit jours. Le 10 décembre, je fais des cautérisations sur toute la conjonctive malade, avec le galvano-cautère : soulagement immédiat, le gonflement des paupières disparait, ganglions moins indurés et empâtement moins étendu, le 13 : on continue l'antiseptie locale jusqu'au 20 décembre. A cette date, la malade est renvoyée à un mois, car elle n'éprouve plus la moindre douleur et peut recommencer son travail. Je la revois le 16 janvier, elle était complètement guérie. La conjonctive palpébrale est absolument saine.

Observation XIII (Inédite)

due à l'obligeance de M. le Professeur ROHMER.

Le jeune G... André, âgé de 13 ans, m'est présenté par sa mere, envoyé par son médecin : celui-ci a été appelé à le voir pour la première fois le 23 octobre 1902 pour une adénite préauriculaire droite qui le faisait peu souffrir. En même temps existait une conjonctivite assez intense de l'œil gauche, laquelle, ne cédant pas au traitement institué par le médecin traitant, fit que celui-ci m'envoya immédiatement le malade. Je le vis donc environ huit jours après l'apparition du mal.

A ce moment, je constatai sur l'œil droit un gonflement avec rougeur assez intense de toute la conjonctive bulbaire ; une sécrétion séro-purulente assez abondante. Les conjonctives palpébrales sont aussi rouges, mais n'offrent pas le même aspect boursouflé que la conjonctive bulbaire. Vers le tiers inféro-externe de la cornée, tout à fait à son bord, existe une petite ulcération superficielle, limitée, de l'étendue d'un grain de chènevis, avec, autour, une zone un peu grise d'infiltration cornéenne. Les paupières elles-mêmes, surtout la supérieure, sont un peu œdématiées ; en même temps existe de la photophobie avec un larmoiement assez intense. Ce qu'il y a de plus curieux, c'est qu'il existe, au devant de l'oreille droite, un engorgement ganglionnaire assez notable : le ganglion préauriculaire est gonflé, douloureux à la pression, avec de l'empâtement tout autour, et même, il me semble que ce ganglion est légèrement fluctuant. Un autre ganglion engorgé existe sous le maxillaire inférieur, sensible, mais non fluctuant. En même temps, il existe une adénite inguinale du côté droit aussi, sous forme d'un paquet presqu'aussi volumineux qu'une petite noix, un peu douloureuse, mais non encore fluctuante, et sans œdème du tissu cellulaire environnant.

En présence de cette symptomatologie, l'idée me vint de suite que j'avais affaire à une conjonctivite d'une nature spéciale, et les renseignements fournis par la mère du jeune malade me mirent immédiatement sur la voie. En effet, les parents du jeune malade ont, dans leur propriété, trois chevaux, un mouton, une vache, de nombreux et variés animaux de basse-cour, des chiens, des chats. Le jeune André G... couchait tous les jours avec son chat. Quelques jours avant l'éclosion de sa maladie, il était à l'écurie, où on tondait le mouton, et il est allé en classe sans se laver les mains. Il avait aussi déterré un oiseau qu'il avait enterré quelques jours auparavant. C'est d'ailleurs, dit son médecin, qui me confirme tous ces renseignements, un touche à tout qui est très souvent fourré à l'écurie avec le cocher ou avec le jardinier.

Je dois ajouter que, jusqu'à ce moment, on n'avait pas pris la température du malade, mais que les jours suivants, celle-ci montait tous les soirs jusqu'à 38°.

J'instituai un traitement antiseptique des plus rigoureux pour l'œil : lavages avec une solution de cyanure d'Hg à 1/1000 répétés toutes les heures, et le soir, poudre d'iodoforme sur l'œil, qui devait rester en place pendant toute la nuit.

Au bout de huit jours de ce traitement, l'enfant me fut ramené ; déjà l'état de l'œil s'était amélioré : le gonflement et la sécrétion de la conjonctive avaient diminué, l'ulcération elle-même, était en bonne voie de cicatrisation. Mais le ganglion préauriculaire était manifestement fluctuant, et je décidai, séance tenante, de donner issue au pus. L enfant fut légèrement chloroformé, et à travers une petite ponction avec la pointe du bistouri, j'évacuai quelques gouttelettes de pus qui furent recueillies dans un tube stérilisé, en même temps on tâcha de recueillir un peu de sécrétion conjonctivale : le tout devant être soumis à l'analyse bactériologique. Les ganglions de l'aine étaient restés à peu près stationnaires.

A partir de ce moment, l'enfant ne fut plus traité que par le médecin de la famille, et je n'eus plus l'occasion de le revoir qu'un mois après, alors qu'il était à peu près totalement guéri. Mais pendant ce temps, on fut obligé aussi de donner issue au pus qui s'était formé dans l'aine. Le glanglion préauriculaire avait continué à suppurer pendant trois semaines ou un mois; il est à remarquer que chaque fois que le ganglion préauriculaire s'engorgeait ou que la petite plaie se refermait et empêchait l'écoulement facile du pus, le ganglion sous-maxillaire s'engorgeait à son tour davantage pour diminuer lorsque le pus s'écoulait de nouveau plus facilement.

Tous les symptômes présentés par l'œil droit, ont mis environ un mois aussi à disparaître, et il n'est pas resté la moindre trace de la petite ulcération notée au bord de la cornée : le traitement a toujours consisté en lavages et insufflation d'iodoforme.

L'examen bactériologique pratiqué par M. le Dr Thiry, a donné les résultats transcrits dans le chapitre VII.

Je dois ajouter, au sujet de l'étiologie de l'adénite inguinale, apparaissant presque concomittamment avec la conjonctivite et le ganglion préauriculaire droit, que le médecin traitant me transcrivit, dans une note qu'il voulut bien me remettre, l'opinion suivante, qui peut être parfaitement défendue : « L'adénité inguinale est apparue exactement en même temps que l'œdénite préauriculaire. Depuis, j'ai recherché du côté du bassin, de la verge, etc., s'il y avait eu ulcération, et je n'ai rien trouvé. L'enfant n'avait non plus aucune ulcération ou plaie à la jambe, ni au pied. Je suppose qu'au moment de l'infection, *l'enfant a dû se frotter l'œil, et peut-être aussi toucher sa verge, et il y aurait eu ainsi deux localisations d'une même affection*. Je dois vous dire que le ganglion inguinal présentait les mêmes caractères morphologiques que le ganglion préauriculaire. »

NOTE SUR UNE OBSERVATION

Kessler décrit un cas de conjonctivite aiguë avec forte inflammation de la conjonctive, accompagnée d'œdème du pharynx et de la glotte.

Le cas semble se rapprocher de l'affection décrite par Parinaud, sous le nom de conjonctivite infectieuse d'origine animale. La maladie semble provenir de la fréquentation d'un cheval atteint de coliques et il croit pouvoir attribuer l'infection oculaire à la transmission du streptocoque du cheval à l'homme. (JAHRESBERICHT, 1899, page 248.)

CHAPITRE VII

Examen microscopique

Les différents auteurs qui ont eu à s'occuper de ces cas de conjonctivite animale, n'ont malheureusement pas toujours complété leurs observations par l'examen des sécrétions oculaires et du pus des ganglions.

Observation I. — Parinaud : Pas d'examen.

Idem II. — Parinaud : Pas d'examen.

Idem III. — Parinaud: « On extrait du ganglion suppuré à l'aide de la seringue de Pravaz, un peu de pus qui a été examiné au laboratoire de M. Cornil, par M. Toupet. Les recherches bactériologiques faites avec ce pus, n'ont donné aucun résultat. »

Observation IV. — De Kalt : L'examen bactériologique sur les fragments excisés sur le tarse supérieur, n'a donné que du streptocoque pur.

Observation V. — Despagnet : Pas d'examen.

Observation VI. — Abadie : La malade est soumise à des examens bactériologiques dans le laboratoire de M. Strauss. Les résultats sont négatifs.

Observation VII. — Parinaud : « M. Morax a fait l'examen microscopique de la sécrétion muco-purulente ; il a trouvé de petits leucocytes et des cellules épithéliales disséminées en grand nombre. Pas de micro-organisme. »

Il a fait la culture de la sécrétion ; il y a eu quelques colonies de bacilles en massue, de saprophytes habituels de la conjonctive, il n'a pu arriver à faire la culture d'un fragment de conjonctive sur les milieux ordinaires (gelose, bouillon, gélatine), ni sur les milieux additionnés de sérum humain.

Il a inoculé un fragment de conjonctive dans la chambre antérieure d'un œil de lapin. la résorption s'est produite en 10 jours, sans déterminer aucun phénomène réactionnel. Il a fait l'examen histologique de l'œil, a trouvé de l'infiltration diffuse par des leucocytes, mais pas de traces de micro-organisme dans les coupes. En somme, toutes ces recherches bactériologiques n'ont rien donné.

Observation VIII. — Boucher : Pas d'examen.

Idem IX. — De Spéville : Pas d'examen.

Idem X. — De Spéville : Pas d'examen.

Idem XI. — Rohmer : « Je fis un examen bactériologique des produits de sécrétion des conjonctives et ne trouvai que des streptocoques, sans caractères particuliers. En même temps, j'extirpai un paquet ganglionnaire très développé du côté gauche. L'un de ces ganglions, soumis à son tour à l'examen bactériologique, donne exactement, comme les conjonctives, des streptocoques purs. »

Dans le cas nouveau que nous publions, avec l'aide de M. le Dr Thiry, nous avons fait de sérieuses recherches bactériologiques. A deux reprises, le 18 avril 1902 et le 13 novembre 1902, nous avons soumis à l'examen, du pus ganglionnaire.

En voici le résultat :

Il y a concordance absolue entre les deux examens successifs, c'est-à-dire en présence d'un bacille et d'un microcoque, avec les mêmes caractères.

1° Le bacille demande une étude suivie.

Il diffère totalement de celui rencontré, en compagnie d'un microcoque, dans la conjonctivite d'origine animale examinée le 18 avril 1902. Celui-là était d'une espèce du groupe des bacilles corynéacés ou diphtéridés, souvent signalés dans des ulcérations de divers points du corps, mais trouvés aussi sur les conjonctives humaines saines, tandis qu'au contraire, d'après les récentes recherches de U. Lambotte, il ne se trouverait jamais sur celles des animaux suivants : *chiens, chèvres, lapins, cobayes, poules, pigeons* ; il y en a eu une vingtaine examinés. (*U. Lambotte.* Recherches sur les bacilles diphtériques et pseudo-diphtériques de l'homme et des animaux. Mémoire de l'Académie royale de Médecine de Belgique. Bruxelles, 1900, page 24) ;

2° Le microcoque, dont je n'ai pas encore pu

bien préciser les caractères morphologiques, peut bien être le même que celui trouvé dans le cas précédent. C'est une espèce chromogène jaune, dont j'ai pu déterminer la nature de la sécrétion colorée : un lipochrome ou lutéine, donnant nettement la réaction nitrique à laquelle Zopf et Overbeck attachent beaucoup d'importance pour la détermination des espèces, à défaut d'autres caractères. Est-ce une sarcine vraie, un Neisseria dont le type est un diplocoque pathogène étudié par Bumm et Legrain, est-ce un tétragène ou gaffkya ? Il faut une suite d'observations sur des milieux variés, à des âges variés, pour caractériser botaniquement cette forme.

On a donc trouvé dans les deux cas un bacille et un microcoque. Le bacille y diffère totalement. Dans le premier cas, nous trouvons un bacille corynéacé ou diphtéridé, hôte de la conjonctivite saine. Dans l'autre, le bacille n'a pu être différencié. Mais, comme un espace de huit mois s'est écoulé entre les deux examens, il nous est permis de supposer, ou bien, que pendant ce temps, le premier bacille a subi des modifications (dues peut-être à l'atténuation de sa virulence, puisque la maladie était en pleine voie de guérison) qui l'ont rendu amorphe, sans forme bactériologique connue, ou bien, il peut s'être greffé une autre affection qui ait masqué la première, et qui, quoique bénigne elle aussi, ait pu faire négliger les éléments virulents de la première infection.

Quant au microcoque, c'est un lipochrome ou

lutéine. Les lipochromes sont des pigments jaunes unis aux graisses, qui, séchés sur une lame de verre et traités par une goutte d'acide azotique, donnent des amas cristallins bleu indigo caractéristiques.

On doit hésiter entre le staphylocoque doré, la sarcine jaune, le tétragène, ou le Neisseria. Il est bien difficile de trancher la question, car l'acide azotique donne avec le staphylocoque et la sarcine jaune la même réaction.

Tous les trois sont-ils capables de donner de la suppuration?

Les plus douteux à ce sujet sont le staphylocoque et le tétragène, car il est prouvé que la sarcine de Lœwenberg, trouvée chez le coq, est capable de donner du pus. Il nous semble cependant que ces trois éléments, sarcine, tétragène et Neisseria sont d'une même origine.

Le tétragène semble bien être formé par une division de la sarcine.

D'autre part, on signale l'évolution d'une Neisseria typique (gonocoque) en tétragène. (Macé, traité de Bactériologie, page 384.)

Nous avons fait dernièrement à un lapin une injection de 1 cmc. 5 de pus ganglionnaire, dans le tissu cellulaire sous-cutané de la région dorsale. Au bout de deux jours, le pus était resorbé sans que l'animal ait accusé la moindre souffrance, et sans que la température rectale, prise tous les jours, ait permis de soupçonner le moindre symptôme d'infection.

Enfin, comme l'empâtement ganglionnaire a fait souvent confondre cette affection avec une manifestation tuberculeuse, nous avons fait au lapin une injection de tuberculine. Il n'a pas réagi.

Que faut-il penser de la présence du streptocoque dans certains cas indéniables de conjonctivite animale? Il faut remarquer que, dans ces cas, il y a toujours eu ulcération de la cornée.

Nous avons admis que dans le cas de conjonctivite infectieuse, il n'y a jamais d'atteintes cornéennes. Il est certain que là, il y a eu une infection nouvelle streptococique, qui a donné des désordres plus graves, masquant ainsi les caractères bénins et les microbes peu virulents de l'affection pure.

Malgré cela, la présence du streptocoque est indiscutable. Ceci est une nouvelle preuve à l'appui de l'idée que nous avons émise, à savoir que l'absence d'ulcération cornéenne est une condition nécessaire de la conjonctivite animale pure.

En somme, toutes ces recherches bactériologiques n'ont pas donné les résultats que nous attendions. Il semble que c'est là que devront se porter les recherches de ceux qui, à l'avenir, étudieront la question ; ils devront, afin d'éviter toute erreur, prélever de la sécrétion oculaire avant qu'il ait été fait un lavage antiseptique quelconque, s'y prendre au début de la maladie, pour que l'affection ne soit pas masquée par une infection secondaire plus virulente.

CHAPITRE VIII

Pronostic. Traitement

Nous pouvons dire, d'ores et déjà, qu'au point de vue de l'intégrité de la conjonctive et des paupières, le pronostic est toujours favorable, même dans les cas les plus mauvais. Il est vrai que dans plusieurs, nous avons trouvé des lésions cornéennes assez graves. Mais nous l'avons déjà dit, il s'agissait alors d'une autre affection greffée sur la première.

Les végétations disparaissent spontanément, d'après M. Parinaud, au bout de 5 à 6 mois : le traitement de cette affection doit répondre à diverses indications : traitement de la maladie reconnue au début, traitement d'un malade qui vient consulter en cours de maladie, ce sera le plus fréquent.

On devra aussi pallier aux complications possibles.

Nous emprunterons en grande partie ce chapitre de traitement à M. Sans.

Quand le malade est à la première période, alors que seul le ganglion préauriculaire est pris, on commencera par faire des lavages au sublimé. On scarifiera les granulations, on insufflera de l'iodoforme.

Si l'on veut, on pourra appliquer sur la conjonctive une pommade mercurielle.

Par ces moyens qui, en somme, ne sont que de l'antisepsie rigoureuse, l'affection rétrocédera, les végétations tendront à disparaître, et le ganglion préauriculaire reprendra son volume normal. La guérison sera obtenue en huit jours.

Le Dr Abadie avait conseillé dans ces cas, des injections interstitielles de sublimé dans la paupière, comme il l'avait déjà tenté avec succès pour le catarrhe printanier. Elles n'ont pas été faites, mais il est probable qu'elles auraient donné de bons résultats.

Dès le début de l'affection, il faut employer beaucoup de chaleur.

La chaleur joue dans l'espèce, un rôle prépondérant, en activant la circulation et en permettant ainsi plus rapidement l'élimination des produits septiques. On pourra y joindre la douche oculaire.

Quand la conjonctivite infectieuse est arrivée à la seconde période, c'est-à-dire au moment où l'empâtement ganglionnaire envahit la région cervicale, sans que toutefois il y ait suppuration, les moyens précédents ne suffiront plus. Il faudra d'abord badigeonner les tumeurs ganglionnaires avec de l'onguent napolitain ; on fera également de l'antisepsie ; il ne faudra pas hésiter à cautériser au thermo ou au galvano-cautère toute la surface de la conjonctive malade, et à répéter au besoin, sous le chloroforme, ces cautérisations, en ayant soin de le faire profondément.

On pourra aussi, comme on le fait dans la conjonctivite granuleuse, pratiquer des brossages répétés. Sur la paupière supérieure retournée, avec une brosse en fer, semblable à une brosse à dents, on brosse les granulations jusqu'à destruction par arrachement et dissociation. Ce procédé donne un excellent résultat dans la conjonctivite granuleuse ; dans la conjonctivite animale, un ou deux brossages suffiraient ; là, il n'y aurait pas à craindre de rétraction cicatricielle, car ces granulations n'ont jamais laissé de traces.

Il est un fait remarquable, c'est que dans cette affection, le nitrate d'argent et le sulfate de cuivre, cautérisants si utilement employés en pathologie oculaire, et qui semblent indiqués pour ce traitement, ne donnent aucun résultat.

Plusieurs observations que nous publions signalent ce fait et M. Abadie a vu de ses malades auxquels ce traitement non seulement ne réussissait pas, mais encore semblait contribuer à rendre l'affection plus envahissante. Soumise au traitement signalé plus haut, l'affection rétrocéda aussitôt.

Dans la troisième période, c'est-à-dire quand les ganglions seront suppurés dans le cou, l'aisselle et dans l'aine, il est évident que ce traitement n'aura plus d'efficacité. Il est constitué, en effet, dans le but d'empêcher l'infection de se propager tout en guérissant les lésions locales. On soumettra les malades à un traitement antiseptique ordinaire, on aura recours au bistouri et aux pansements.

En résumé, il faudra, le plus tôt que l'on pourra, instituer le traitement que l'on peut ainsi résumer :

1° Lavages antiseptiques au cyanure d'hydragire au 1/1000 ou solution boriquée tiède ;

2° Onguent napolitain ;

3° Cautérisations exclusivement au galvano ou thermo-cautère.

Ce traitement est simple, mais rationnel. Bien appliqué, il permettra le plus souvent d'enrayer la propagation de l'affection aux ganglions, qui sont quelquefois le siège de suppurations indolentes, intarissables. Il permettra d'éviter des complications, telles que l'érysipèle, dont nous signalons un cas.

Il évitera aussi les complications cornéennes, que l'affection décrite plus haut n'est pas capable de créer par elle-même : et un traitement antiseptique rigoureux et régulièrement pratiqué empêchera facilement quelque autre élément pathogène de se développer sur la conjonctive oculaire

CHAPITRE IX.

CONCLUSIONS

I.

La conjonctivite infectieuse d'origine animale peut être considérée comme une entité morbide caractérisée par trois grands symptômes :

1° Tuméfaction des conjonctives ;

2° Granulations conjonctivales ;

3° Engorgement ganglionnaire.

Ces trois grands symptômes sont constants et ne se trouvent réunis que dans cette affection.

II.

Les granulations sont tout à fait différentes de celles de la conjonctivite granuleuse. — Elles ne laissent aucune trace.

III.

L'adénopathie commence toujours par le ganglion préauriculaire, est toujours précédée par l'inflammation conjonctivale et se termine par résorption ou suppuration.

IV.

La cornée reste toujours intacte. S'il y a des lésions cornéennes, c'est qu'une infection secondaire s'est implantée.

V.

La contagion d'homme à homme est très rare.

VI.

C'est une maladie bénigne qui peut guérir spontanément, dans un délai assez long, sans laisser traces de son passage.

VII.

Le traitement par le nitrate d'argent et le sulfate de cuivre, qui semblerait indiqué, est nuisible. On doit instituer un traitement basé sur une antisepsie rigoureuse, et employer comme cautérisant exclusivement le thermo ou le galvano-cautère.

VIII.

Cette conjonctivite a dû souvent passer inaperçue et être prise simplement pour une manifestation du lymphatisme.

IX.

Il semble prouvé qu'il existe un microbe spécial qui nous échappe encore.

BIBLIOGRAPHIE

ABADIE. — *Progrès médical*, 26 janvier 1899.

— *Recueil d'ophtalmologie*, novembre 1896.

Année ophtalmologique. — 1893-1903.

Annales d'oculistique. — Tomes CXVIII, CX, CVII, CII, CI.

BOUCHET. — *Bulletin de la Société d'ophtalmologie de Paris*, novembre 1896.

DESMARES. — *Traité des maladies des yeux*.

DOMINIQUE. — Thèse de doctorat, Paris, 1897.

Compte Rendu du grand Congrès international d'ophtalmologie d'Utrecht, du 14 au 18 avril 1899.

DESPAGNET. — *Société ophtalmologique de Paris*, 1896.

GALEZOWSKI — *Bulletin de la Société d'ophtalmologie de Paris*, 1899.

GONIN. — *De la nature microbienne des conjonctivites*.

JAHRESBERICHT. — 1899.

LAMBOTTE. — *Recherches sur les bacilles diphtériques de l'homme et des animaux*. — Mémoires de l'Académie royale de Belgique. (Bruxelles, 1900, page 24.)

MACE. — Traité de Bactériologie, page 384.

ROHMER. — Compte Rendu du IIe Congrès international de Rome, 1894.

SANS. — Thèse de doctorat, Paris, 1890.

TRUC et VALUDE. — *Traité d'ophtalmologie*.

VILLENEUVE. — Thèse de doctorat, Paris, 1896.

TABLE DES MATIÈRES

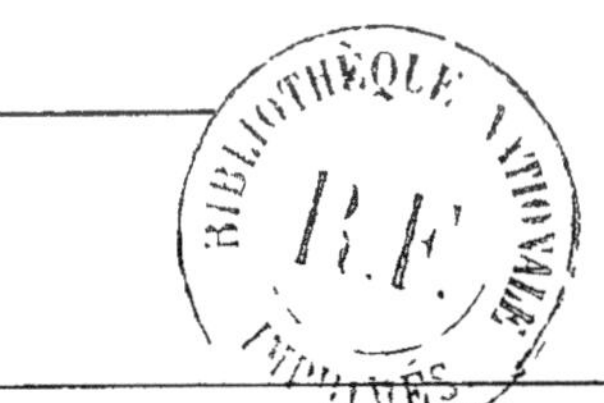

IMP. LOUIS KREIS, RUE SAINT-GEORGES, 51, NANCY.

www.ingramcontent.com/pod-product-compliance
Ingram Content Group UK Ltd.
Pitfield, Milton Keynes, MK11 3LW, UK
UKHW020316220726
13923UKWH00003B/1179